NOTES

SUR

LA GOUTTE, LA GRAVELLE

ET

LES CALCULS BILIAIRES

Par le Docteur **QUARANTE** (de Metz)

Chevalier de la Légion d'honneur, de la Croix de bronze, etc.

ET

DURAND (de Gray)

Pharmacien honoraire, membre du Conseil d'hygiène et de salubrité,
Lauréat de l'École de médecine et de pharmacie,
Membre correspondant de l'Institut de Londres, officier de plusieurs ordres.

PARIS

IMPRIMERIE DE J. CLAYE

7, RUE SAINT-BENOIT

1872

NOTES

SUR

LA GOUTTE, LA GRAVELLE

ET

LES CALCULS BILIAIRES.

Le dépôt formé par l'urine soit dans les reins, soit dans la vessie, se présente sous la forme d'une poudre très-fine. Parmi les corps constituants de l'urine se trouve le mucus. Si l'on examine de l'urine placée entre l'œil et la lumière, on y aperçoit un léger nuage de mucus suspendu dans le liquide à des hauteurs différentes; par la filtration au travers du papier, le mucus restera à la surface du filtre sous forme d'une couche très-mince semblable à un vernis. C'est ce mucus, analogue à du blanc d'œuf, qui fait adhérer les uns aux autres, pour former des graviers, les grains de poudre très-fins qui composent les dépôts urinaires. Une fois un gravier formé, il augmente de volume par l'addition successive des couches sablonneuses fixées par le mucus.

Quand un gravier est arrivé à une certaine grosseur, il prend le nom de calcul ou de pierre.

La propriété essentielle de l'*Éthérolé de genièvre* (un des médicaments importants de notre traitement) est de dissoudre le mucus qui réunit entre eux les grains de sable dont sont formés les graviers. Si dans un flacon contenant cet *Éthérolé* on place un gravier, celui-ci se désagrège : le mucus étant dissous, le sable très-fin, devenu libre, se trouve au fond du flacon.

Le mucus et le sable se réunissant ne donnent pas toujours naissance à des calculs ; il arrive souvent que les parois internes de la vessie se trouvent tapissées de cette espèce de mortier; les contractions de la vessie lors de l'émission de l'urine se font incomplétement; de là la nécessité d'uriner souvent.

Nous avons dit que l'*Éthérolé* désagrégeait les graviers. En effet, après avoir fait usage pendant quelques jours de cette préparation, le malade peut voir en suspension dans l'urine un nuage assez souvent semblable à une toile d'araignée; c'est le mucus, et la poussière sédimenteuse qui est au fond du vase est la poudre des graviers ou du calcul.

Maintenant, que faut-il faire pour guérir la gravelle, pour empêcher l'urine de déposer des urates, des phosphates, des sels de chaux et de magnésie, etc., etc.?

Il faut priver l'urine de ces sels. En s'adressant aux végétaux et à l'eau, on comprend que les reins n'auront pas grand'peine à éliminer les matières salines en excès. Aussi les prisonniers, les indigents n'ont-ils pas la gravelle.

Que le lendemain d'un repas succulent arrosé de vins généreux, l'urine dépose un sédiment rouge, ce n'est pas un grand mal; la nature est là pour maintenir l'équilibre, conserver ce qui est nécessaire et éliminer le superflu.

Mais il arrive que, soit par l'âge, soit par faiblesse d'organes, soit par fatigue et lassitude des reins, le fonctionnement n'est plus régulier; les sels en excès, au lieu d'être éliminés, se maintiennent en partie dans les reins, leur agrégation finit par composer un gravier dont la grosseur ou la disposition angulaire obstrue le canal qui unit les reins à la vessie, et donne lieu à une colique (colique néphrétique), qui ne cesse que lorsque l'effort de progression est devenu assez énergique pour déplacer le gravier et le transporter dans la vessie.

D'autre part, une partie des sels concourant à la production de ces concrétions urinaires circule avec le sang dans l'ensemble des organes, et finit par se fixer dans les endroits où la circulation, moins active ou brisée dans son parcours, facilite leur dépôt; c'est ainsi que ce temps d'arrêt s'opère dans les articulations, dont les mouvements ne tardent pas à être ankylosés : c'est l'affection qui constitue la *goutte*.

Le dépôt d'un sédiment foncé ou couleur de brique, à la suite du refroidissement de l'urine, accompagne si constamment tous les symptômes actifs de la goutte, que sa connexion avec ces mêmes symptômes est fortement gravée dans l'esprit du malade, qui donne alors à cette urine le nom de *goutteuse*. Un précipité abondant de mucosités suit invariablement la présence de ces sédiments, se mêle en partie avec eux, et produit en partie des couches distinctes au-dessus d'eux.

Avant qu'ils n'empruntassent quelques secours de la chimie, les praticiens avaient remarqué déjà qu'il existe une analogie frappante entre la goutte et certaines affections du système urinaire. Les calculs qui se forment dans les différentes parties de ce système, comparés aux concrétions qui se déposent sur les articulations des goutteux, n'étaient pas encore la partie la plus frappante de ces analogies. Ils voyaient dans les accès de goutte les urines s'altérer : elles se chargent en effet d'un sédiment rouge, briqueté, quelquefois si abondant qu'il donne aux urines une consistance presque boueuse. Les médecins remarquaient, en outre, que la gravelle est un accident très-fréquent chez les goutteux; que souvent un accès de gravelle succède à une attaque de goutte, qu'un goutteux a fréquemment la pierre; que ces affections différentes alternent les unes avec les autres dans le renouvellement des générations; qu'ainsi les enfants d'un homme qui a la goutte sont sujets à avoir la gravelle et à devenir calculeux, et que les enfants d'un homme qui a eu la gravelle ou la pierre sont sujets aux maladies goutteuses.

L'estomac est le milieu dans lequel la goutte est créée. Un excès de nourriture qui outre-passe les forces de l'assimilation naturelle et qui procure une quantité de sang plus grande que celle qui est nécessaire aux besoins du corps : tel est le fondement matériel de la maladie. Dans les exemples d'attaques soudaines inattendues, au moment où le malade se considère comme jouissant de la meilleure santé possible, on le voit communément poursuivre son genre de vie peu réglé, d'où naît un état de réplétion qui, insidieusement, se change en un accès de goutte. La pesanteur spécifique plus grande de l'urine, provenant de l'augmentation de ses principes, phénomène constant pendant un paroxysme, paraît être une preuve certaine que les vaisseaux sont surchargés d'un sang qui pèche par sa quantité et aussi par sa qualité. On a remarqué aussi que, pendant le paroxysme, il y a, par comparaison avec l'état de santé, une sécrétion extraordinaire de l'urine et de tous les autres principes salins de l'urine. Il arrive un moment où la sécrétion urinaire, devenue insuffisante pour l'élimination de tout l'azote importé dans le corps par une nourriture démesurée, le laisse déposer sous forme d'acide urique et suscite l'imminence des affections goutteuse et calculeuse. Voici les faits qui ont servi à étayer cette théorie chimique de la goutte. L'acidité très-forte de l'urine, l'augmentation de la quantité normale d'acide urique ou d'urates dans ce liquide, la fréquence de la gravelle d'acide urique, la présence insolite ou accrue de ce produit dans le sang des goutteux, conduisent à penser que la cause probable de la diathèse goutteuse est précisément l'excès d'acide urique dans les liquides de l'organisme. Cette étiologie de la goutte a déjà été signalée en 1787 par Murray et Forbes, en 1805 par Parkinson, et en 1810 par Wollaston.

Certains excès sont placés, par tous les auteurs, au rang des causes de la goutte. Ils sont le sujet de vers latins et grecs et d'une foule de citations qui consacrent l'influence funeste de Vénus et de Bacchus sur le développement de la maladie. Sans attaquer une aussi vieille croyance, nous dirons seulement que ces excès n'agissent que comme cause débilitante.

Enfin la diminution de la transpiration cutanée, admise par un grand nombre de médecins comme occasionnelle de la maladie, quoiqu'elle n'ait été démontrée par aucune expérience rigoureuse, mérite qu'on en tienne compte.

Il est souvent difficile de démêler la part d'influence qui revient à chacune des causes qui viennent d'être énumérées. La dyspepsie, par exemple, qui est souvent déterminée par une alimentation excessive, peut également se produire sous l'influence du défaut d'exercice musculaire. La goutte et la gravelle attaquent rarement les individus livrés aux travaux corporels, ainsi que ceux qui se nourrissent presque exclusivement d'aliments tirés du règne végétal. On sait, en effet, que la goutte et la gravelle sont rares chez les habitants des campagnes, qui fatiguent beaucoup et mangent peu de viande; tandis qu'elles sont, au contraire, fréquentes chez les gens qui abusent des mets fortement épicés et qui ont pour habitude de prendre une quantité d'aliments bien supérieure à celle qui leur est nécessaire.

Ce dernier fait s'explique aisément, si l'on remarque que la trop grande abondance d'aliments, principalement lorsqu'ils sont riches en azote, contribue à produire un excès d'acide urique; et l'on connaît l'influence de cet excès sur le développement de la goutte et de la gravelle.

Ce n'est pas seulement la trop grande abondance des aliments, mais encore la manière dont s'effectue leur assimilation, qu'il faut considérer ici : toutes choses égales d'ailleurs, la goutte a plus de tendance à se produire lorsque les fonctions digestives s'accomplissent mal.

Il importe de déterminer les caractères de cette dyspepsie, qui, à la longue, fait naître la diathèse goutteuse et provoque par la suite le développement des manifestations locales de la goutte. Plusieurs formes de dyspepsie atonique, qui entravent seulement la formation du chyme, et qui, par suite, n'ont d'autre effet que d'affaiblir le mouvement de la nutrition, ont sous ce rapport peu d'influence, tandis que les variétés de dyspepsie qui aboutissent à la formation d'un accès d'acide urique dans l'organisme, ont, au contraire, une grande tendance à produire la goutte.

L'observation clinique a fait reconnaître que dans certaines dyspepsies la formation d'acide urique reste au-dessous du taux normal, tandis que, dans d'autres, elle est au contraire excessive. C'est seulement dans les cas du dernier genre qu'on peut s'attendre à voir naître la goutte et la gravelle. Le ralentissement du cours du sang dans la veine porte et la congestion hépatique sont des accompagnements fréquents de cette forme de dyspepsie qui précède la goutte.

Chez les sujets goutteux, principalement lorsqu'il s'est déjà produit plusieurs accès, il n'est plus guère possible de reconnaître les caractères de l'état dyspepsique qui a marqué le début de la maladie. En effet, si la formation d'un excès d'acide urique est une des conséquences d'une assimilation imparfaite, réciproquement la présence dans le sang d'un excès d'acide urique peut donner naissance à une dyspepsie secondaire et provoquer ainsi les symptômes gastriques prémonitoires des accès si communément observés chez les goutteux.

Voici, en résumé, quels sont les caractères les plus importants de l'état dyspeptique lié à la diathèse urique.

Il y a de la cardialgie, des éructations, des oppressions et souvent de la somnolence après le repas. On éprouve un sentiment de plénitude à l'épigastre, et quelquefois, en outre, cette région est douloureuse; la région hépatique est quelque peu tuméfiée; le bord du foie s'abaisse au-dessous des côtes et se montre sensible à la pression. La langue est chargée, rouge à la pointe et sur les bords; en même temps, la bouche est amère et pâteuse, la salive paraît souvent plus visqueuse que dans l'état normal. Il y a habituellement de la constipation; les matières fécales sont dures; elles présentent une coloration tantôt très-foncée, tantôt grisâtre et comme argileuse; cette dernière circonstance indique une insuffisance de la sécrétion biliaire. L'urine est rare, haute en couleur, très-acide; par le refroidissement, il s'y forme un dépôt abondant d'urates ou un sédiment composé d'acide urique cristallisé, et dont la coloration varie du rouge brique au jaune pâle.

Il est admis aujourd'hui : 1° que la goutte est une maladie non-seulement nuisible à la constitution, mais, en outre, destructive de l'organisation des tissus particuliers qu'elle affecte, ce qui ne tend à rien moins qu'à raccourcir la vie et à la rendre misérable; 2° qu'elle peut être influencée par l'art d'une manière utile et complète, ainsi que toute autre maladie dangereuse; 3° que l'accès peut être immédiatement soulagé dans ses nombreux symptômes, et matériellement diminué pour sa durée; 4° qu'enfin la plupart de ses conséquences naturelles funestes peuvent être prévenues avec du temps et des soins, et par des moyens qui, en détruisant la maladie, tendent en même temps à rétablir la constitution.

La goutte et la gravelle sont réellement les deux sœurs; leur seule différence consiste en ce que la goutte retient les matières concrètes en excès dans les tissus et principalement dans les articulations, tandis que la gravelle s'en débarrasse par les urines. — Parfois la gravelle, venant à paraître franchement chez un malade, le débarrasse de la goutte en emmenant par les reins les matières en excès; jamais, par son apparition, la goutte ne guérit un malade atteint de gravelle, l'existence de la goutte étant la preuve que les reins ne suffisent plus à l'élimination. — Elles sont héréditaires l'une et l'autre et s'établissent souvent indistinctement et séparément chez les divers membres d'une famille.

Quant au rhumatisme et à la goutte, affections que bien des malades confondent, leur différence est énorme; tandis que la goutte procède de dedans en dehors, le rhumatisme, au contraire, procède de dehors en dedans. — La goutte, comme la gravelle, a son origine dans une viciation de la digestion; le rhumatisme a son origine dans le trouble ou la suppression des fonctions de la peau.

Le traitement *hygiénique* auquel cèdent le mieux la goutte et la gravelle est celui qui repose sur les indications suivantes : 1° diminuer la quantité de substances alimentaires azotées; 2° éviter la réplétion trop grande de l'estomac; 3° assurer l'accomplissement régulier des fonctions digestives et entretenir la liberté du ventre; 4° exciter l'activité fonctionnelle de la peau: 5° favoriser l'écoulement des produits azotés qui se forment dans les reins. Tous les médecins, et les goutteux eux-mêmes, s'accordent à reconnaître l'efficacité d'un pareil régime, lorsqu'il est suivi avec rigueur et persévérance pendant longtemps, quelquefois durant la vie entière.

Nous nous bornons à indiquer cette influence heureuse et incontestée de la diététique, parce qu'elle sert à établir qu'un ensemble de modificateurs généraux est nécessaire pour combattre la diathèse goutteuse.

Comme règle générale, les goutteux et les graveleux pourront se soumettre au régime indiqué à la fin de la notice.

Dans l'intervalle des accès, c'est d'après l'analyse de l'urine que l'on reconnaît la composition chimique des matières salines qui existent dans le sang (attendu qu'une faible quantité de ces matières est toujours éliminée par les voies urinaires), et que le malade doit faire usage de préparations capables de rendre solubles, en se combinant avec eux, les sels insolubles contenus dans le sang.

L'affection dite goutteuse présente douze variétés, et ce n'est que par l'analyse de l'urine et des dépôts urinaires que l'on peut être fixé sur l'espèce de goutte que l'on a à traiter. Aussi les médicaments spéciaux, les eaux minérales naturelles, ne réussissent-ils que par l'effet du hasard; les eaux minérales alcalines ont été préconisées, parce que, par leur emploi, on a combattu souvent avec succès une des variétés les plus communes de la goutte, celle occasionnée par l'acide urique et les urates. Cent goutteux représentent cent maladies différentes, qui exigent cent traitements différents: il en est de même, d'ailleurs, pour toutes les maladies.

L'arthrite rhumatoïde (*arthrite rhumatismale chronique, rhumatisme goutteux, rhumatisme noueux, arthrite sèche*) est une maladie articulaire qui n'occupe point tout d'abord le gros orteil, mais bien d'autres jointures; qui, à mesure qu'elle progresse, se distingue autant de la goutte que du rhumatisme, et qui, par conséquent, doit être désignée sous un nom particulier. Cette affection est moins douloureuse que la goutte, mais la tuméfaction des jointures y est plus prononcée. Un de ses caractères les plus saillants, c'est d'amener une débilité profonde et durable, et de déterminer en deux ou trois ans un affaiblissement des membres que la goutte légitime ne produirait pas dans l'espace de vingt années. (Garrod.)

Sous le nom de rhumatisme articulaire chronique, on ne doit pas entendre seulement la douleur qui persiste pendant un temps plus ou moins long dans les articulations.

C'est le plus ordinairement une maladie constitutionnelle, caractérisée par des douleurs plus ou moins sourdes, et occupant une ou plusieurs articulations, avec des rémissions plus ou moins complètes. Les mouvements sont toujours assez gênés, et s'accompagnent d'un craquement très-rude entre les surfaces articulaires. Le rhumatisme chronique se complique presque toujours du rhumatisme musculaire. Il est très-rebelle et persiste avec une grande ténacité. Lorsqu'il est entretenu par l'action de causes permanentes, et se généralise au point de rendre tous les mouvements impossibles, des troubles viscéraux très-variés surviennent, la nutrition s'altère, et les malades, depuis longtemps perclus, infirmes, déformés, finissent par succomber après de longues et horribles souffrances.

Le diagnostic différentiel de la goutte, du rhumatisme articulaire aigu et de l'arthrite rhumatoïde, est le suivant : La *goutte* est très-souvent héréditaire, beaucoup plus fréquente chez les hommes, survient rarement avant la puberté, et généralement beaucoup plus tard, provoquée par la bonne chère, le vin et la bière. Une ou plusieurs des petites articulations affectées dans les premières attaques, et spécialement le gros orteil. Douleur considérable, œdème et desquammation épidermique. N'amène pas l'inflammation aiguë des tissus du cœur. Mouvement fébrile modéré, accès périodiques dans les premières attaques ; la première attaque ne dure guère que huit à dix jours ; sang riche en acide urique. Dépôt constant d'acide urique dans les cartilages et les ligaments enflammés ; amène souvent une maladie des reins, produit souvent des concrétions tophacées à l'extérieur.

Le *rhumatisme* est moins souvent héréditaire que la goutte, plus fréquent chez les femmes, plus fréquent chez les personnes jeunes, et généralement avant l'âge mûr ; se rencontre surtout chez les sujets affaiblis ; n'est pas produit par le vin, etc. ; est provoqué par les refroidissements. Les grandes articulations plus souvent envahies que les petites, et généralement plusieurs à la fois. Douleur moins intense; œdème très-rare; cause souvent l'endocardite et la péricardite aiguës. Mouvement fébrile considérable, trop accusé pour provenir seulement de l'inflammation locale; accès non périodiques. Les attaques durent généralement plus longtemps que celles de la goutte. Pas d'acide urique dans le sang; aucun dépôt d'urate de soude; cartilages non ulcérés. N'a aucune tendance à produire une maladie des reins; ne produit jamais de tophus.

L'*arthrite rhumatoïde* est moins souvent héréditaire que la goutte; plus fréquente chez les femmes; aussi fréquente chez les sujets jeunes que chez ceux avancés en âge; amenée souvent par les causes débilitantes, et quelquefois provoquée par le froid. N'est pas amenée par le vin, etc. Grandes et petites articulations affectées également; moins de douleurs; tuméfaction considérable, souvent un peu d'œdème. N'a pas de tendance à produire les maladies du cœur; généralement peu de fièvre; pas de périodicité; la maladie est généralement progressive. Durée des attaques, indéterminée; pas d'acide urique dans le sang, pas de dépôt d'urate de soude; cartilages ulcérés; n'a pas de tendance à amener une maladie des reins. Ne produit point de concrétions tophacées, mais cause souvent une tuméfaction considérable des articulations.

Il ressort de tout ce qui a été dit précédemment que l'examen de l'urine est d'un grand secours lorsqu'il s'agit d'établir le pronostic dans certains cas de goutte; cet examen permet en effet de reconnaître jusqu'à quel point les fonctions des reins sont lésées. Généralement il ne suffit pas en pareil cas de rechercher la présence ou l'absence de l'albumine dans l'urine; on doit encore s'efforcer d'apprécier autant que possible la proportion des matériaux solides excrétés par les reins, en particulier celle de l'acide urique. Le taux de cet acide devra même quelquefois être déterminé avec précision. Un traitement raisonné et longtemps expérimenté de la goutte et de la gravelle nous a donné les plus beaux résultats que la thérapeutique puisse accorder. Nos médicaments, préparés avec soin et sagacement administrés, suivant les particularités de chaque malade, ont le plus souvent laissé à leur suite guérison complète; toujours ils ont produit une amélioration profonde, une modification considérable de l'état morbide contre lequel ils ont eu à lutter. Ils sont à l'abri des désordres divers qu'occasionnent ordinairement les remèdes barbares et aveugles dits antigoutteux et antigraveleux.

DU GENÉVRIER

SES CARACTÈRES BOTANIQUES, SA COMPOSITION CHIMIQUE, SON ACTION PHYSIOLOGIQUE ;

APPLICATION THÉRAPEUTIQUE DE L'ÉTHÉROLÉ DE GENIÈVRE

AU TRAITEMENT DE LA GOUTTE, DE LA GRAVELLE ET DES CALCULS BILIAIRES.

I.

Caractères botaniques et propriétés générales.

Le *Genévrier* est un genre de plante de la famille des *Cupressinées*, composé d'arbres et d'arbustes à feuilles linéaires, toujours vertes, à fleurs monoïques, les mâles en chaton ovoïde, les femelles en chaton arrondi, formant plus tard une *baie* de la grosseur d'un pois, à deux ou trois noyaux.

Le genévrier croît en France, dans les lieux âpres, stériles, rocheux, montagneux ; il n'est chez nous qu'un arbrisseau ; mais dans le Midi c'est un arbre qui s'élève à la hauteur de six à sept mètres.

Le bois du genévrier ordinaire (*juniperus communis*) n'a que peu d'odeur et une saveur légèrement balsamique ; on n'en retire par l'analyse qu'un très-petite quantité d'huile essentielle, mais ses principes résineux et gommeux sont plus abondants. Le bois a une activité inférieure aux baies dans les maladies où celles-ci sont indiquées.

Les sommités du *genévrier* sont regardées comme *diurétiques* et comme très-propres à guérir l'*hydropisie.*

Les baies ont une saveur en même temps douce, aromatique et un peu amère. La saveur douce est due aux principes gommeux qu'elles contiennent en grande quantité, et leur amertume à la partie résineuse, qui est aussi fort abondante. Ces baies, quoique très-communes, sont cependant un des meilleurs médicaments qui existent; elles augmentent légèrement le cours des urines, auxquelles elles communiquent une odeur de violette, rendent la transpiration insensible plus abondante, donnent plus d'activité à l'estomac et aux intestins affaiblis par les humeurs séreuses. On les emploie avec succès contre les affections flatulentes, l'hydropisie, la suppression des règles, les fièvres intermittentes et malignes, etc. Jetées sur les charbons allumés, elles répandent une odeur aromatique et forte. Ce parfum réveille l'action du système nerveux et peut être utile dans l'asthme humide, la toux catarrhale et la phthisie pulmonaire.

Les propriétés excitantes des baies de genièvre exercent sur l'économie une action physiologique qui se transmet à d'autres organes par l'estomac, ce qui les a fait prescrire, dès le dernier siècle, contre les affections des voies urinaires, la néphrite calculeuse, les obstructions abdominales, le scorbut, quelques maladies de la peau et rhumatismales.

En Russie, on fait un fréquent usage de la poudre de *juniperus communis,* mélangée avec les baies de lauriers. On en fait d'excellentes frictions contre les affections psoriques.

Dans les environs d'Alais (Gard), on distille les branches des vieux genévriers pour obtenir l'*huile de cade*, employée avec le plus grand succès contre les affections chroniques de la peau, la gale, le lichen, les eczémas. C'est le docteur Ferry, d'Alais, ainsi que le docteur Serre, qui ont fait connaître les propriétés de cette huile, et qui l'ont préconisée comme une ressource de plus dans le traitement des dartres sécrétantes et dans les ophthalmies scrofuleuses.

II.

Composition chimique du genévrier.

Le bois du *juniperus* a donné à Stolz par la distillation[1] :

1° Acide pyroligneux.	45	80
2° Huile empyreumatique.	10	73
3° Charbon.	22	70
4° Gaz.	20	77
	100	»

Les baies de genévrier ont donné à Trommsdorff :

1° Huile volatile.	1	»
2° Cire	4	»
3° Résine.	10	»
4° Sucre avec de l'acétate et du malate de chaux.	33	8
5° Gomme avec des végétaux.	7	»
6° Fibre ligneuse.	35	»
7° Eau.	12	9
8° Excès.	3	7
	107	4

1. Traité des Essais de Berthier, tome Ier, page 248.

**

III.

Action physiologique du genévrier.

Ces analyses expliquent les propriétés stimulantes, diurétiques, toniques et diaphorétiques du genévrier.

1° Comme *stimulants*, le genévrier et ses préparations se rapprochent des propriétés du *laurus sassafras.*

2° Comme *diurétiques*, ils augmentent la sécrétion urinaire, qui, à son tour, élimine du sang l'eau en excès, et avec cette eau, les substances solubles non volatiles, qui n'ont point été assimilées, ainsi que certaines matières spéciales (urée, acide urique), produits de la désassimilation.

3° Comme *toniques*, le genévrier et ses préparations ont des effets immédiats peu appréciables d'abord, mais peu à peu l'appétit devient de plus en plus prononcé, les digestions plus faciles, plus promptes, et la constipation se manifeste.

Dans quelques cas cependant, où la constipation naturelle est le résultat même de l'atonie du canal intestinal, les effets ordinaires des toniques sont de solliciter l'action péristaltique des intestins; c'est ainsi que chez les sujets débiles et très-constipés, les décoctions de bois de genièvre provoquent quelquefois plusieurs évacuations alvines, un ou deux jours de suite ; mais cet effet, ordinairement passager, cesse bientôt pour faire place de nouveau à la constipation. Cette première impression sur les organes de la digestion est bientôt suivie d'une réaction sur l'appareil circulatoire ; les battements du cœur et des artères deviennent notablement plus forts et plus résistants, sans être cependant plus fréquents comme dans l'action des stimulants. Les mouvements d'inspiration et d'expiration sont plus developpés et plus profonds, à cause de l'énergie qu'imprime l'action des toniques à tout le système. Ces effets sont, au reste, dit Guersant, d'autant plus prononcés, que l'individu qui est soumis à l'emploi des agents toniques est plus débile et que ses fonctions digestives sont plus faibles. C'est à cette action corroborante, communiquée d'abord aux organes de la digestion et transmise ensuite à ceux de la circulation et de la respiration, qu'il faut attribuer l'assimilation plus parfaite des liquides et la nutrition plus abondante qui en est une conséquence naturelle. L'absorption s'exécute avec plus d'énergie sous l'influence des toniques, d'abord à l'intérieur du canal intestinal, comme le prouve la constipation presque constante qui les accompagne, et ensuite dans toutes les cavités et dans le tissu cellulaire sous-cutané. Les infiltrations œdémateuses des convalescents cèdent ordinairement à l'influence des toniques, administrés soit à l'intérieur, soit à l'extérieur, les sécrétions s'opèrent d'une manière plus uniforme, plus régulière et dans des conditions plus favorables à la santé, les urines trop abondantes et aqueuses diminuent de quantité, se colorent davantage et contiennent plus d'acide urique; les sueurs partielles trop abondantes ou nulles sont remplacées par une douce moiteur de la peau et une perspiration insensible presque constante ; la peau elle-même prend une teinte de vie qu'elle n'avait pas ; et les organes de relation participent d'une manière plus ou moins prononcée à l'impulsion donnée par la médication tonique : les organes des sens exécutent leurs fonctions avec plus de facilité, les forces musculaires se développent graduellement, et tous les appareils reçoivent un accroissement d'énergie.

IV.

Action sudorifique du genévrier.

On a voulu autrefois, disent MM. Trousseau et Pidoux, distinguer les médicaments qui portent à la peau en *diaphorétiques* et en *sudorifiques*, réservant aux premiers le pouvoir limité d'activer l'exhalation cutanée jusqu'à la transpiration insensible inclusivement, attribuant aux seconds la faculté plus énergique d'élever cette exhalation jusqu'à ce point que, condensée à la surface de la peau et révêtant l'état liquide, elle y prenne le nom de *sueur*. Il n'y a là que des degrés, mais aucun fondement à une distinction raisonnable et naturelle. Les sudorifiques se rencontrent dans les trois règnes de la nature ; parmi les plantes, bien qu'elles soient toutes plus ou moins sudorifiques lorsqu'on prend chaudes leurs infusions ou leurs décoctions ; le *genévrier* et la *sauge*, l'*angélique*, la *serpentaire de Virginie*, possèdent plus particulièrement cette vertu.

Les effets sudorifiques secondaires, c'est-à-dire dépendant de plusieurs médications différentes, ont été reconnus et constatés par les praticiens de tous les âges ; mais existe-t-il quelques substances médicamenteuses qui jouissent de la propriété immédiate et directe d'augmenter la perspiration cutanée et de provoquer la sueur ? Les médecins sur ce point ne sont plus d'accord : les uns, frappés de l'inconcevable facilité avec laquelle les anciens admettaient pour chaque médicament des propriétés spécifiques fondées sur des observations superficielles ou inexactes, et des inconvénients attachés à toutes ces propriétés occultes, ont entièrement rejeté l'action sudorifique immédiate dans toutes les substances médicamenteuses, et ont rayé les les sudorifiques de la classe des médicaments ; les autres, plus confiants dans les observations des anciens, accordent la propriété sudorifique à un grand nombre de substances médicamenteuses. Il est impossible, en effet, si on ne consulte que l'expérience, de ne pas admettre une propriété sudorifique immédiate inhérente à certaines substances, telles que le *genévrier*, la *sauge* et diverses autres plantes que nous avons citées. Ces sudorifiques, qui exercent sur le système cutané une action spéciale, sont utiles dans tous les cas où il faut chasser par les sueurs des principes nuisibles à l'économie.

DE L'ÉTHÉROLÉ DE GENIÈVRE.

Le traitement par l'*éther* de l'huile empyreumatique obtenue par la distillation des baies du *juniperus oxycedrus*, nous a donné l'*Éthérolé de genièvre*, dont nous allons faire connaître l'action physiologique et spécifique dans les maladies qui réclament son emploi.

Ces maladies sont :

1° La gravelle;

2° Les calculs vésicaux;

3° La gravelle et les calculs biliaires;

4° La goutte.

DE LA GRAVELLE. — DES CALCULS VÉSICAUX.

Le mot *gravelle*, qui est un diminutif de *gravier*, ne saurait indiquer autre chose que des graviers très-petits; mais en pathologie, il doit désigner l'ensemble des symptômes qui précèdent, suivent ou accompagnent la présence de ces concrétions dans les urines.

La gravelle est constituée tantôt par une poussière très-fine, et tantôt par de petits grains sablonneux, dont le volume varie de celui d'une tête d'épingle à celui d'un pois environ. Dans le premier cas, la poussière qui la forme est seulement mêlée à l'urine, et se reconnaît immédiatement sur les parois et au fond du vase dans lequel ce liquide est rendu, ou bien elle est en combinaison intime avec elle, et s'en sépare seulement par le refroidissement. La poussière de la gravelle est ordinairement jaunâtre ou rougeâtre, elle est alors formée d'acide urique; d'autres fois, elle est grise ou blanchâtre, et composée de sels alcalins, phosphate de chaux, phosphate ammoniaco-magnésien, et lorsque l'occasion se présente d'examiner, après la mort, les reins d'un sujet atteint de la gravelle, on trouve dans les calices, dans le bassinet, dans l'uretère, une certaine quantité soit de sable urique, soit des sels alcalins précédents, lesquels se montrent sous forme d'un dépôt blanc, amorphe, semblable à de la craie délayée dans de l'eau. Un ou plusieurs petits calculs existent souvent en même temps dans ces organes; autour d'eux la membrane muqueuse est rouge, enflammée, couverte d'une exsudation de matière muqueuse et purulente. Les calculs sont uniques ou multiples, anguleux ou arrondis, lisses ou hérissés d'aspérités plus ou moins saillantes. Les graviers les plus communs qu'on rencontre dans les reins sont formés d'acide urique, comme la poussière de la gravelle, d'urate d'ammoniaque ou de phosphate ammoniaco-magnésien. Le poids et le volume des calculs rénaux proprement dits varient; ainsi ils peuvent offrir les dimensions d'une noisette, d'une noix, d'un gros œuf de poule ou même être plus gros encore. Les calculs qui s'arrêtent dans l'uretère sont toujours moins volumineux que ceux qui demeurent dans le bassinet; ils peuvent cependant acquérir des dimensions de beaucoup supérieures au calibre naturel de ces conduits. La forme des calculs rénaux est très-variée, en raison du peu de régularité des cavités dans lesquelles ils se développent; ils sont arrondis, oblongs, ovalaires, taillés à facettes, quand ils sont multiples, ou bien présentent des ramifications, des prolongements à l'aide desquels ils s'enfoncent dans l'intérieur des calices ou à l'entrée de l'uretère, et qui leur donnent un aspect branchu. Les calculs sont quelquefois percés à leur centre d'un trou, ou creusés à la surface d'une rigole, qui permettent l'écoulement de l'urine et du pus. Ceux qui sont arrêtés dans l'uretère ont une forme générale allongée; ils peuvent d'ailleurs occuper les différents points de la longueur de ce conduit et exister à son embouchure dans le bassinet et vers sa partie moyenne, ou près de son extrémité vésicale. La couleur ne varie pas moins que la forme et le volume. Les concrétions formées dans le rein, que le malade expulse sous forme de gravelle à mesure qu'elles se produisent, sont généralement d'une teinte *fauve*, tirant plus ou moins sur le *rouge* ou sur le *jaune*; celles qui séjournent et croissent dans le rein offrent des nuances plus variées; elles sont *blanches, grises, jaunes, brunes, noirâtres* : souvent, d'ailleurs, la coloration n'est pas la même à la surface du calcul et dans son intérieur. La partie centrale qui correspond au noyau du calcul est alors plus foncée en couleur que les autres parties. — Les calculs sont homogènes ou bien composés de plusieurs couches concentriques, emboîtées les unes dans les autres, dont la couleur ainsi que la composition chimique est souvent différente. Sous le rapport de la consistance, les uns sont durs comme un caillou, les autres se brisent avec une grande facilité. La consistance varie d'ailleurs pour un même calcul, selon qu'il est desséché ou pénétré de liquides. Examinées au point de vue de leur composition chimique, les concrétions rénales sont formées de substances qui sont, pour les principales : l'acide urique pur, l'urate d'ammoniaque, le phosphate d'ammoniaque et de magnésie, les phosphate, oxalate et carbonate de chaux, l'oxyde cystique, etc. Assez souvent le centre du calcul est formé d'acide urique, pendant que les couches extérieures sont au contraire constituées par un sel alcalin, phosphate ammoniaco-magnésien, isolés ou réunis. L'urine devenu alcaline par le fait de la *pyélite*, que l'existence urique a déterminée, explique le développement de ces couches successives de sels alcalins. Les graviers bruns ou d'un brun grisâtre sont souvent formés d'oxalate de chaux coloré par du sang ou des matières animales (Rayer). La composition chimique des calculs influe sur leur consistance. Ceux d'acide urique sont plus denses et plus durs que ceux formés par des phosphates alcalins (Civiale). Irrité, enflammé par la présence d'un ou de plusieurs calculs, le rein est ordinairement augmenté de volume; parfois, au contraire, il est atrophié et réduit à une capsule membraneuse serrée autour d'un calcul ou entièrement vide (Civiale). Le bassinet et les calices peuvent être eux-mêmes enflammés, leurs parois épaissies, injectées, ulcérées (pyélite calculeuse), ou seulement dilatées. La dilatation se fait alors à la fois et par la difficulté qu'éprouve l'urine à passer dans l'uretère, tantôt l'urine, amassée au-dessus de l'obstacle, dilate en même temps le bassinet, le calice et le rein lui-même, dont elle refoule et atrophie la substance; il en résulte alors cette tumeur liquide connue sous le nom d'*hydropisie rénale*, *hydronéphrose;* d'autres fois la dilatation est partielle, et porte seulement sur l'uretère, ou sur le bassinet, ou même uniquement sur l'un des calices. M. Rayer a décrit sous le nom de *kystes urinaires et calculeux* les dilatations partielles du rein provenant de l'obstruction du goulot des calices et de leur ouverture dans le bassinet. Les calculs n'occupent ordinairement qu'un seul uretère, mais il peut y en avoir plusieurs dans le même conduit (docteur Trumet).

La gravelle peut exister longtemps sans donner lieu à aucun accident; on voit beaucoup de personnes rendre fréquemment des calculs et même en garder dans les reins de très-volumineux, sans en être sensiblement incommodées : ces calculs se forment quelquefois dans la propre substance du rein, le plus souvent dans son bassinet, et offrent des variétés relatives à leur volume. Les uns sont petits et ressemblent au sable le plus fin, d'autres ont la grosseur de petits pois, etc...; mais il arrive souvent qu'ils sont évacués avec difficulté ou que leur présence détermine une irritation dans les reins, ordinairement appelée *accès* ou *colique néphrétique*. Alors le malade éprouve une agitation extrême, quelquefois des nausées, des vomissements, une douleur très-aiguë dans la région lombaire; il y a rétraction du testicule, l'urine est supprimée ou rendue en petite quantité, le ventre peu tendu, et l'on s'aperçoit facilement que la vessie contient peu d'urine; le pouls est fréquent, serré, inégal, parfois imperceptible. Cet état peut cesser et reparaître plusieurs fois en vingt-quatre heures, ou se prolonger pendant plusieurs jours avec des intermittences de courte durée et finir par la mort. Dès que l'accès a cessé, l'urine est limpide, aqueuse, parfois trouble, sanguinolente; elle coule avec abondance et charrie une plus ou moins grande quantité de calculs rénaux.

Les calculs vésicaux, qui présentent une foule de différences relatives à leur volume, leur nombre, leur figure, etc., descendent quelquefois des reins et des uretères, ou le plus souvent se forment dans la cavité de la vessie, tantôt à l'occasion d'un corps étranger qui sert de centre autour duquel les matériaux du calcul se déposent et s'arrangent, tantôt par la concrétion spontanée des sels que contient l'urine.

Les calculs vésicaux causent ordinairement de la douleur et un dérangement dans le cours des urines qui n'indiquent pas d'une manière certaine l'existence de ces corps étrangers, mais la font soupçonner et engagent à sonder le malade, afin d'acquérir la certitude physique, indispensable pour entreprendre leur extraction. La douleur est d'abord sympathique, les malades la rapportent à l'extrémité de la verge; le gland devient le siége d'un chatouillement dont la vivacité augmente tous les jours; ces douleurs deviennent quelquefois intolérables au moment où l'excrétion de l'urine s'achève; elle augmente à la suite d'un mouvement subit, de la descente d'un escalier, du cahotement d'une voiture; il survient alors des hématuries plus ou moins fortes, les envies d'uriner sont fréquentes, l'urine s'écoule avec un sentiment d'ardeur, son excrétion est quelquefois brusquement interrompue, le malade se consume en efforts inutiles pour la rendre, quelquefois un changement de position en rétablit l'écoulement. L'irritation qu'entraîne la présence du corps étranger dans la vessie s'étend au rectum. Le malade a des envies continuelles d'aller à la garde-robe, il fait des efforts inutiles pour satisfaire ce besoin imaginaire. Cependant les douleurs deviennent plus continues et plus vives, le calcul augmente de volume et, pressant continuellement sur le bas-fond de la vessie, fait éprouver au malade le sentiment d'une pesanteur douloureuse dans la région du rectum; l'excrétion des urines est de plus en plus pénible, les parois de la vessie s'engorgent et s'épaississent, son intérieur s'ulcère, les urines sont mêlées de sang et de pus; la fièvre hectique se déclare, et les malades peuvent y succomber.

TRAITEMENT DE LA GRAVELLE ET DES CALCULS

PAR L'ÉTHÉROLÉ DE GENIÈVRE.

Dans toutes les maladies le régime[1] forme une importante partie du traitement; il doit avoir pour but de placer l'organisme dans des conditions telles, que la force vitale, aidée, stimulée par le médicament, puisse employer toute

1. Le régime et l'hygiène à suivre indiqués à la fin de la notice rempliront cette indication.

son énergie à sortir de l'état de désordre qui constitue la maladie, pour revenir à l'état normal.

Ce traitement repose sur trois indications principales :

1° *Diminuer la quantité d'acide urique formée par les reins.* Nos diverses préparations concourent à ce but.

2° *Augmenter la sécrétion de l'urine,* afin que les graviers d'acide urique soient dissous. Le moyen qui se présente naturellement est celui qui consiste à bannir les liqueurs alcooliques concentrées et à boire abondamment : peu importe la nature du liquide, pourvu que l'eau en forme la base.

Les propriétés diurétiques incontestables de l'Éthérolé de genièvre remplissent ici parfaitement cette indication. L'action physiologique ce cette substance se porte directement sur les reins, organe sécréteur de l'urine, et augmente la diurèse, qui élimine avec elle les substances non assimilées, qui tendent à devenir des produits morbides.

3° *Favoriser l'expulsion des calculs en dissolvant le mucus qui unit entre eux les sables dont sont formées les concrétions.*

On a dit : les boissons abondantes, en augmentant la quantité de l'urine, ont pour résultat d'entraîner les graviers à mesure qu'ils se forment. Cette prompte expulsion est importante, puisque si les graviers restent dans la vessie, ils peuvent servir de noyau à des calculs. L'exercice à pied ou à cheval, la promenade dans des voitures un peu rudes, déterminent des secousses très-favorables pour faciliter la progression des graviers à travers les conduits urinaires. Ce ne sont guère là que des moyens mécaniques ou infidèles.

L'Éthérolé de genièvre, qui n'est nullement un remède secret, stimule les organes gastro-intestinaux et principalement les reins, le foie, la rate, etc., et augmente toutes les sécrétions urinaires et biliaires. Il agit comme dissolvant sur le mucus qui réunit les poussières destinées à devenir des graviers. Il désunit, désagrège les calculs, qui, réduits en poudre, sont expulsés facilement par le canal de l'urètre. Ce n'est point ici une théorie, mais un fait pratique qui se renouvelle chaque jour, qui a pour lui la sanction du temps et de l'expérience.

GRAVELLE BILIAIRE. — CALCULS BILIAIRES.

Des concrétions pierreuses peuvent se former dans les principaux canaux biliaires, dans la vésicule du fiel et même dans le parenchyme hépatique; elles se présentent soit sous forme de *gravelle*, soit sous forme de *calculs biliaires*.

La *gravelle biliaire* se présente sous forme de poussière plus ou moins ténue, et ne diffère des calculs que par le volume et le défaut d'une apparence organisée.

Les *calculs biliaires* sont presque toujours multiples, et on les compte quelquefois par vingtaines, par centaines. Pour qu'un calcul n'appartienne pas à la gravelle, dit M. Fauconneau-Dufresne [1], il faut au moins qu'il ait une apparence de la structure que nous allons indiquer, et pour cela il doit être au-dessus du volume d'une très-petite lentille. Le volume des calculs a donc pour point de départ cette dernière dimension, d'où il s'élève graduellement pour atteindre parfois celle d'un gros œuf de poule; leur poids, qui communément ne dépasse pas 50 à 60 centigrammes, peut aller jusqu'à 100 grammes; leur couleur, rarement blanche, rappelle celle de la bile où ils macèrent; elle est en général grise ou jaune verdâtre, et dépend, du reste, de la quantité de matière colorante qui leur est

1. Maladies du foie et du pancréas.

combinée; leur figure, s'ils sont uniques, se rapproche plus ou moins de la forme ronde. Quand ils sont multiples, les frottements qu'ils exercent les uns sur les autres les rendent irréguliers, et ils offrent alors de nombreuses facettes circonscrites par des arêtes mousses. C'est ainsi qu'ils se comportent dans la vésicule. A l'entrée du canal cystique, ils sont de forme cônique; dans les canaux biliaires, ils sont allongés, comme ces canaux eux-mêmes. L'expulsion d'un calcul à facettes indique donc qu'il y en a plusieurs dans la vésicule. Ordinairement fragiles, ils se réduisent par la pression en une poudre grasse au toucher. Si on les approche d'une bougie, ils prennent feu et brûlent avec incandescence.

Les calculs renfermés dans la vésicule biliaire peuvent y séjourner très-longtemps sans accident. S'ils y grossissent et qu'ils s'y multiplient, ils soulèvent quelquefois ce réservoir et peuvent être directement sentis chez les sujets maigres. Mais, en général, différents troubles indiquent leur présence.

La douleur à l'hypocondre droit et au creux épigastrique, voisin du canal cholédoque, est un des plus constants; elle est ordinairement sourde, gravative, mais, de temps à autre, elle présente quelques exacerbations légères que les malades qualifient de *crampes d'estomac*. Elle se répand dans la partie correspondante du dos, dans le côté droit du thorax, dans l'épaule et dans la partie supérieure du bras, du côté droit. L'appétit est languissant, les digestions lentes, difficiles; la constipation est habituelle, ou elle alterne avec la diarrhée; les matières fécales sont décolorées; l'urine, la peau et les conjonctives gardent une teinte ictérique permanente. Quelques sujets sont pris de vomissements à différents intervalles. En même temps, la nutrition languit, l'embonpoint s'efface, la physionomie s'altère. Il y a tendance au découragement, à l'hypocondrie. Les accidents restent modérés pendant un temps variable; mais un jour ou l'autre, la douleur s'exaspère, et on voit se déclarer une série de phénomènes aigus qui constituent la *colique hépatique*.

Mais par quel mécanisme un corps étranger peut-il parcourir ainsi les voies biliaires, dépourvues de fibres musculaires ?

On comprend qu'un calcul de l'urètre soit poussé au dehors par le poids de la colonne liquide qui le presse par derrière, et par la contraction du muscle vésical; qu'un calcul du rein chemine dans l'uretère jusqu'à la vessie, soumis qu'il est d'une manière directe à l'influence de la pesanteur et au poids du liquide qui s'accumule incessamment au-dessus de lui. Mais, de la vésicule à l'origine du canal cholédoque, il n'y a ni contraction musculaire ni colonne liquide pour constituer une *vis à tergo;* il faut donc chercher ailleurs l'explication du phénomène. Voici celle que donne M. Trousseau[1]. Le canal cystique, vivement irrité, s'enflamme; sa membrane interne sécrète une notable quantité de mucus, qui, d'une part, dilate ce conduit, et qui constitue, d'autre part, une *vis à tergo* accidentelle, à laquelle s'ajoute bientôt le poids d'une colonne de bile quand le calcul a atteint l'origine du canal cholédoque, d'ailleurs plus large lui-même.

TRAITEMENT.

Il y a déjà quelques années que le professeur Trousseau, dont nous venons de citer le nom, avait prescrit l'éther en capsules contre la gravelle et les calculs biliaires. Il en prescrivait huit, dix et douze par jour. L'Éthérolé de geniévre a une double action physiologique dans ce cas; car si, d'une part, l'éther agit comme anesthésique contre

1. Leçon recueillie en 1863.

la sensibilité de l'estomac et du duodénum, et comme antispasmodique pour calmer les spasmes des canaux biliaires, d'autre part, l'action physiologique spéciale au genièvre vient empêcher la formation desdites concrétions biliaires ou faciliter leur solubilité.

D'excellents résultats nous ont aussi été donnés par l'Éthérolé de genièvre dans certaines névralgies, et nous l'avons employé avec avantage dans la *dysurie*, les *catarrhes chroniques* de la *vessie* et de l'*urètre*, la *néphrite calculeuse*, etc.

Les remèdes de Durande, d'Hufeland, de Bricheteau ; les pilules de Richter, de Lhéritier, de Mentel, de Whitt, etc., ont donné des résultats négatifs dans le traitement de la gravelle, des calculs vésicaux et des calculs biliaires. C'est qu'aucun de ces agents thérapeutiques n'avait la puissance de s'opposer à la formation des calculs et de dissoudre le fluide particulier sécrété par certaines membranes muqueuses. Ce fluide constitue une matière visqueuse, composée d'un liquide gluant, et notamment de cellules épithéliales. C'est cette substance spéciale, ce mucus *sui generis*, qui facilite la formation des concrétions qui se forment, soit dans l'épaisseur des tissus organiques, soit dans des cavités ouvertes ou fermées.

ÉTHÉROLÉ DE GENIÈVRE.

MODE D'EMPLOI ET DOSES.

Afin de dissimuler l'odeur et la saveur peu agréables de l'Éthérolé, nous le renfermons dans de petites capsules de pâte de jujube.

Pour prendre les capsules, on les place dans une cuillerée d'eau, et on les avale comme s'il s'agissait d'un potage.

On commencera par une ou deux capsules matin et soir; on augmentera la dose à volonté.

L'Éthérolé de genièvre ne peut jamais être préjudiciable à la santé, quelle que soit la dose à laquelle il est administré.

CLASSIFICATION DES GRAVIERS ET SABLES.

Concrétions uriques ou Gravelle rouge.

Teinte jaune rougeâtre. — Diathèse pléthorique goutteuse et calculeuse.

Teinte marron. — Due à une exhalation sanguine produite dans les reins.

Teinte jaune orange. — Prédominance d'urate d'ammoniaque — rapport avec le rhumatisme généralisé.

Teinte rose, purpurique ou rosacique. — Due à la suroxydation de l'acide urique et à sa combinaison avec l'ammoniaque; se rencontre plutôt dans les dépôts sédimenteux que dans les sables et les graviers; se rencontre surtout au déclin des crises aiguës *de rhumatisme, de goutte, de néphrite rhumatismale ou goutteuse.* L'urine est acide.

Concrétions phosphatiques ou Gravelle blanche.

Beaucoup moins fréquente que la rouge; due à la débilité organique, causée le plus souvent par des affections locales de l'appareil urinaire.

Phosphate de chaux, phosphate de magnésie, phosphate double d'ammoniaque et de magnésie, parfois carbonate de chaux.

Dans ces cas l'urine est neutre ou alcaline. — Les concrétions phosphatiques sont généralement molles, granuleuses, non cristallisées, à part celles de phosphate d'ammoniaque et de magnésie; elles durcissent à l'air après l'expulsion.

Calculs rares.

Oxalate de chaux, rare en sédiments ou en graviers; se trouve plus souvent dans les pierres, mêlé à l'acide urique et aux phosphates.

D'une couleur brune, les calculs d'oxalate sont peu volumineux, très-durs, très-denses et rugueux comme des mûres; sont appelés calculs mûraux. — Se trouvent dans les urines acides. — Presque tous les alimens végétaux, les boissons fermentées, le levain du pain, contiennent des principes oxaliques.

L'affinité de l'acide oxalique pour la chaux est telle, qu'il ne peut guère se trouver mêlé au bol alimentaire sans y rencontrer des principes calciques plus que suffisants pour le saturer, le rendre insoluble et lui faire ainsi prendre la voie intestinale au lieu de la voie rénale.

Cystine et Xanthine.

Calculs très-rares. — *Cystine;* concrétions jaunâtres, demi-transparentes comme la cire; — cassure brillante, aiguillée. — Chimiquement, la Cystine se rapproche plutôt de certains corps gras excrémentitiels tels que la cholestérine, qui joue un rôle important dans les calculs biliaires. — *Xanthine* ou *acide ureux;* calculs peu volumineux, couleur fauve brunâtre, surface luisante, cassure lamelleuse et micacée.

Calculs pileux.

Très-rares; concrétions de phosphate de chaux, feutrées de poils très-fins; — ne peuvent guère s'expliquer que par la rupture, sur un point quelconque, des cavités urinaires de l'un de ces kystes remplis, eux aussi, de productions pileuses.

RÉGIME A SUIVRE

Dans le traitement de la Goutte et de la Gravelle.

Il est nécessaire, pour les personnes atteintes de la goutte et de la gravelle, de diminuer la quantité des aliments et des boissons vineuses alcooliques, de ne pas donner à l'estomac plus de nourriture qu'il n'en peut digérer, de sortir toujours de table avec un peu d'appétit. Les grands mangeurs et ceux qui ne laissent pas reposer un seul instant les fonctions gastriques ne peuvent guérir.

Les viandes faciles à digérer, telles que le mouton, le bœuf de bonne qualité, la volaille, sont permises; il en est de même des poissons à chair blanche. Au contraire, le veau, le porc, les viandes salées, les légumes crus, les mets fortement assaisonnés et les sauces relevées de goût, sont défendus.

La pomme de terre, les légumes cuits, les navets, les carottes, sont permis en quantité modérée. Tous les fruits à noyaux, ainsi que les pommes et les poires, sont défendus, à moins qu'on ne les cuise; mais on peut manger des groseilles, du raisin, des oranges, pourvu que ce soit avec modération.

Les corps gras, tels que le beurre, les huiles, les graisses, qui sont les éléments les plus riches de la calorification, doivent être pris en très-juste mesure; il en est de même des aliments sucrés.

Toutes les substances qui possèdent des vertus médicinales, comme les épices, les aromates, sont sévèrement proscrites; il en est de même de quelques végétaux, comme les asperges, le persil, l'oseille, le cerfeuil, les tomates, etc., en un mot tout ce qui peut masquer, entraver ou affaiblir l'action des médicaments administrés.

Vin étendu d'eau. — Pas d'eau-de-vie ni de liqueurs après le repas.

Les vins blancs acides et le vin de Champagne sont défendus; pas de bière.

Le thé et le café légers ne doivent être pris qu'en petite quantité.

Pour prévenir le développement des phénomènes dyspepsiques, si la gastralgie, les éructations de gaz se manifestent, il faudra recourir au vin de quinquina diastasé.

Habiter un endroit sec, exposé au midi, éviter toutes les transitions brusques de la chaleur au froid humide, changer promptement de vêtements lorsque ceux que l'on porte sont mouillés, ne boire que chaud si on a soif étant en sueur.

Les refroidissements sont pernicieux; de bons vêtements de flanelle en sont les meilleurs préservatifs; ils rétablissent les fonctions de la peau, qu'il est si important de voir en activité; c'est pourquoi on doit toujours porter, en été comme en hiver, un gilet et un caleçon de flanelle pour maintenir à la peau une douce moiteur. Ce n'est point là une recommandation banale qu'on fait dans beaucoup de maladies, c'est une prescription de la plus grande importance, et si on néglige de s'y conformer, l'heureuse influence du régime sera moins prononcée, et les remèdes n'auront d'efficacité réelle qu'à cette condition que la peau sera couverte de vêtements de laine suffisants pour entretenir la transpiration insensible. De plus, en hiver, il sera indispensable de mettre tous les soirs dans son lit, avant de se coucher, l'appareil appelé *moine*, et, en été, de deux jours l'un, mais le matin, après son lever. Cela, dans le but de dissiper la vapeur d'eau condensée dans la literie, l'humidité étant l'ennemi contre lequel il faut se prémunir.

Les bains de vapeur sont défendus; ils affaiblissent beaucoup et exposent aux refroidissements. La transpiration déterminée par les vêtements de flanelle et par quelques préparations pharmaceutiques est préférable.

Le bain tiède doit faire partie du régime habituel : il calme, délasse, rafraîchit; il augmente la transpiration cutanée et la sécrétion des urines; il faut éviter avec soin les refroidissements qui suivent quelquefois son administration.

Les bains de rivière, lorsqu'ils sont aidés par l'exercice de la natation, ne sont pas nuisibles.

Les distractions, absolument nécessaires à ceux que les travaux de la pensée et de l'intelligence retiennent trop souvent dans leur cabinet, seront choisies surtout parmi celles qui nécessitent un exercice musculaire, des mouvements corporels actifs.

L'excitation des fonctions de la peau est éminemment salutaire; on doit exercer matin et soir des frictions sèches sur toute la surface du corps, avec un tissu de laine, un linge rude, une brosse douce, un gant de crin, et les prolonger pendant dix minutes.

Les Anglais et les Hollandais emploient souvent ces frictions. Dans les pays humides et chez les personnes qui mènent une vie sédentaire, les frictions sèches sont très-utiles, car l'humidité de l'air et le défaut d'exercice ralentissant beaucoup la transpiration cutanée; l'action de la brosse, qui cause sur la peau une légère irritation, détermine les humeurs à s'y porter en plus grande quantité. Ces sortes de frictions sont recommandées aux sujets lymphatiques, dont la fibre relâchée jouit de peu de sensibilité; elles servent à rétablir l'exhalation par les pores de la peau et à opérer ainsi dans la marche des fluides un changement favorable à la marche des maladies.

Si l'on jette un regard sur ce que les plus anciens médecins ont écrit sur la diététique, il est facile de se convaincre du grand cas qu'ils faisaient des frictions sèches; ils leur accordaient la propriété de relâcher les chairs, de rendre la peau plus transpirable, de lui donner plus de chaleur, de répandre d'une manière plus égale les éléments de la nutrition, d'augmenter l'embonpoint, de le diminuer dans quelques cas. Suivant le rapport de Suétone, c'est à leur usage que l'empereur Vespasien dut la conservation de la santé.

L'importance de pareils soins n'échappera à personne, si l'on veut bien songer que la transpiration cutanée élimine constamment une grande quantité de matières acides, et que, par conséquent, la suppression des fonctions de la peau rend le sang moins alcalin et peut provoquer, par suite, des accès de goutte. Les affections catarrhales, rhumatismales, qui règnent épidémiquement sous l'influence de certaines conditions atmosphériques — froid et humidité — sont déterminées par ce fait, que l'air étant saturé d'humidité, la perspiration cutanée ne s'effectue plus dans ses conditions normales. Dès lors, des matériaux usés et qui doivent être rejetés au dehors par la transpiration insensible, sont retenus dans le sang et, pour être éliminés par les reins, provoquent un mouvement fébrile plus ou moins intense. C'est pour ces diverses raisons que le froid agit souvent comme une cause excitante de la goutte et de la gravelle, tandis que le chaud en est au contraire un préservatif.

Consultations tous les jours, de 1 heure à 3 heures

(Correspondance)

44, AVENUE DE WAGRAM, PARIS.

www.ingramcontent.com/pod-product-compliance
Ingram Content Group UK Ltd.
Pitfield, Milton Keynes, MK11 3LW, UK
UKHW022000260726
13994UKWH00004B/1874

9 782329 102870